Torture ou thérapie ?

Lucia Canovi

Torture ou thérapie ?
*Sismographie, électroconvulsivothérapie,
traitement par électrochocs*

@ lucia-canovi.com, 2016

Tous droits de traduction, d'adaptation et de reproduction par tous procédés, réservés pour tous pays.
La loi du 11 mars 1957 n'autorisant, aux termes des alinéas 2 et 3 de l'article 41, du'une part, que les "copies ou reproductions strictement réservées à l'usage privé du copiste et non destinées à une utilisation collective" et, d'autre part, que les analyses et les courtes citations dans un but d'exemple et d'utilisation, "toute représentation ou reproduction intégrale ou partielle, faite sans le consentement de l'auteur ou de ses ayant-droits ou ayant cause, est illicite" (alinés 1er de l'article 40). Cette représentation ou reproduction, par quelque procédé que ce soit, constituerait donc une contrefaçon sanctionnée par les articles 425 et suivants du Code pénal.

Avant-Propos

Beaucoup de livres ayant la dépression pour sujet consacrent un paragraphe élogieux à la sismographie, à la sismothérapie, à l'électronarcose, ou à la thérapie électroconvulsive. En quoi consistent ces thérapies, ou plutôt, car tous ces termes désignent une seule et même réalité, en quoi consiste cette thérapie ?

Que vous la considériez comme barbare ou que vous n'excluiez pas la possibilité de faire un jour appel à ce qu'on appelle parfois « la solution de la dernière chance », en lisant ce petit livre vous serez intéressé, mais aussi choqué (sans avoir besoin d'être branché à la machine) par la moins caressante de toutes les thérapies. Et comme savoir, c'est pouvoir, vous aurez aussi un atout de plus dans votre main.

Pourquoi pas ?

Électrochoc : le mot a quelque chose de vieillot et d'inquiétant.

Comme *guillotine, électrochoc* suscite un léger frisson, tempéré par la pensée rassurante que « Dieu merci, nous vivons à une autre époque ! » D'ailleurs, de nos jours, on n'entend plus parler d'*électrochocs*... Mais ce n'est *pas* parce que les électrochocs sont en voie de disparition.

Loin de là.

Évolution

En France, 70 000 séances d'électrochocs ont lieu chaque année. Au Québec, l'utilisation des électrochocs a doublé entre 1988 et 2001. Aux États-Unis et en Europe aussi, le nombre des électrochocs effectués ne cesse d'augmenter.

Qui plus est, en France la loi évolue en leur faveur. Une réforme de la loi a mis en place les « soins sous contrainte en ambulatoire ». Concrètement, cela signifie que, sans être internée en hôpital psychiatrique, une personne peut être *obligée* de s'y rendre régulièrement pour recevoir une injection de médicaments ou une séance d'électrochocs.

Cette évolution n'est pas plus le fait du hasard que tous les phénomènes dont nous avons parlé jusqu'ici. Depuis plusieurs dizaines d'années, les psychiatres friands d'électrochocs et les journalistes et médecins qui relaient leur message auprès du grand public s'emploient sans relâche à redorer le blason des électrochocs.

Si on n'entend plus tellement parler des électrochocs, c'est donc pour une tout autre raison que leur disparition.

De nouveaux noms

À l'image des stars voulant rester discrètes et des criminels en fuite (à vous de décider quelle comparaison est la plus appropriée), les électrochocs ont changé de nom.

Sismographie, sismothérapie, électronarcose, thérapie électroconvulsive, ou encore *électroconvulsivothérapie* : de nos jours, ce sont ces mots-là qui sont utilisés de préférence. Ce foisonnement de nouveaux termes est stratégique. Il vise à faciliter le recours aux électrochocs. Si un docteur proposait de but en blanc à son patient de subir des électrochocs, le patient en question prendrait peur. Lorsqu'il lui propose de bénéficier d'une *sismographie*, une *sismothérapie*, une *électronarcose* ou une *électroconvulsivothérapie,* il ne se braque pas.

Il ne se braque pas parce qu'il ne comprend pas.

À la différence d'*électrochocs,* tous ces nouveaux noms n'évoquent aucune image traumatisante, aucune idée pénible. Leurs connotations sont neutres, ou positives. *Sismographie* fait vaguement penser à *géographie* et à *sismique* et dans *sismothérapie* et *électroconvulsivothérapie* on entend *thérapie*, un mot sympathique qui a une bonne bouille. Quant à *électronarcose*, il gomme l'idée de choc, apparente dans *électrochoc,* pour la remplacer par celle d'un sommeil profond (*narcose*). Ce sommeil profond n'est rien de plus qu'une anesthésie générale.

Ainsi rhabillés, les électrochocs paraissent nettement plus fréquentables.

De plus, le patient s'imagine naturellement que cette *sismographie, sismothérapie,* cette *électronarcose,* cette *thérapie électroconvulsive* ou cette *électroconvulsivothérapie* sont très différentes des les anciens électrochocs : à nouveau nom, nouvelle réalité... suppose-t-il.

À tort, ou à raison ?

C'est ce qu'on va voir.

Un discours séduisant

D'après ses partisans, l'électrochoc est un traitement à part entière, très efficace contre certaines formes de dépression, rendu confortable grâce à l'anesthésie générale, et ne présentant aucun danger.

Dans le cas de dépression sévère, résistante aux traitements, les électrochocs seraient efficaces dans plus de 80 % des cas :

> « Les électrochocs ont plus que jamais leur place, surtout maintenant que les indications sont connues, certaines et évaluées. Rien ne les remplace en matière de mélancolie, surtout anxieuse ou délirante, et d'autres indications (catatonie, agitations, dépressions résistantes, dépression chez la femme enceinte) ont des résultats extrêmement spectaculaires, là où justement les psychotiques ou les antidépresseurs ont échoué. »

Mais alors, pourquoi les électrochocs ont-ils si mauvaise réputation ?

Pour des raisons sociales, politiques et cinématographiques qui n'ont rien à voir avec leur réalité intrinsèque :

> « Mai 68, *Vol au-dessus d'un nid de coucou* et l'antipsychiatrie : "la maladie mentale n'existe pas, elle n'est que le symptôme d'une société (capitaliste) toxique" ont anéanti la technique des électrochocs. Il fallait donc bannir l'asile et ses avatars et le plus "répressif et violent" d'entre eux, l'électrochoc. »

Malgré la mauvaise réputation qu'ils traînent, les électrochocs n'ont rien de cruel :

> « Cette méthode n'est pas aussi barbare qu'elle en a l'air. La réalité est très différente de la fiction ! »

Ils sont administrés dans des conditions de confort qui n'ont rien à voir avec les électrochocs d'autrefois... Nous ne sommes plus au temps de *Vol au-dessus d'un nid de coucou* :

> « La traumatologie a disparu depuis l'avènement de l'anesthésie sous curare : le patient ne bouge presque plus, la crise n'est plus qu'électrique corticale. Restent alors les troubles mnésiques, toujours existants, bien que réduits par l'arrivée des "courants carrés" et non plus ondulatoires et éventuellement le placement

unilatéral des électrodes. »

Ces « troubles mnésiques » ne seraient que des petits trous de mémoire insignifiants qui s'estomperaient spontanément au bout de quelques jours. Rien de grave.

> « Il faut souligner que les chocs électriques ne provoquent pas de dommages cérébraux : cela a été confirmé par les différentes techniques d'imagerie cérébrale. »

Quant à expliquer les effets miraculeux des électrochocs sur la dépression, les spécialistes ne s'y risquent pas. Les mécanismes de l'action des électrochocs gardent une grande part de mystère :

> « On ne sait toujours pas comment cela marche ! »

Seule explication proposée :

> « Le cerveau fonctionne grâce à des milliers d'impulsions électriques échangées par les neurones (on peut les mesurer grâce au fameux électro-encéphalogramme). La décharge va ainsi stimuler les neurones et favoriser la mise en place de nouvelles connexions. Ce qui va avoir un impact direct sur certains troubles de l'humeur. »

La décharge d'électricité envoyée dans le crâne au cours d'une séance d'électrochoc aurait ainsi le même genre d'effet que l'apprentissage d'une nouvelle langue.

C'est dans ce style rassurant et engageant que s'expriment les promoteurs des électrochocs. Leur discours est bien rodé.

Tentation

Lorsqu'on a la sensation d'être au bout du rouleau, d'avoir tout essayé, tout tenté, d'être à deux doigts du suicide, et qu'on tombe sur le discours dont vous venez d'avoir un aperçu, on peut penser que les électrochocs méritent d'être tentés au moins une fois. Après tout, quand on a déjà tout essayé, qu'a-t-on encore à perdre ?

Et si c'est ça ou la mort, est-ce qu'il ne vaut pas mieux ça ?

Même si ce n'est qu'une mince lueur d'espoir, même si le résultat n'est pas garanti… Pourquoi pas ?

80 % de réussite, quand même !

Et si, pour une fois, on avait de la chance ?

Et si, pour une fois, on faisait partie de la majorité ?

Il y a de quoi hésiter, il y a de quoi y penser sérieusement, vous ne croyez pas ?

À retenir
- Des noms tout neufs aux connotations rassurantes et une efficacité claironnée : les électrochocs ont pris un coup de jeune.
- Quand on lit le discours lisse et séduisant des pro-électrochocs, on est tenté de se dire : « pourquoi pas ? »

Un piège

Seulement voilà, ce discours engageant est un leurre. Un appât. Y croire, c'est mordre à l'hameçon. Et quand un poisson mord à l'hameçon, bien souvent il finit en papillotes sur un grill *électrique*.

Électrocution

Si vous avez été séduit par le discours enjôleur des pro-électrochocs, vous aurez peut-être du mal à croire à leur nocivité... Mais à bien y réfléchir, n'est-elle pas inévitable ?

Le principe d'action des électrochocs est le même que celui qui est en œuvre lorsqu'on met ses doigts dans une prise ou qu'on prend un bain avec son sèche-cheveux : les électrochocs électrocutent.

Ce qui, étant donné leur nom, ne devrait être un choc pour personne.

Sauf pour ceux qui les subissent, *of course*.

Mais, comme on l'a vu, leur vrai nom est si souvent dissimulé par d'autres, plus rassurants, qu'on peut s'y laisser prendre...

Technique de soin, ou séance de torture ?

Les partisans des électrochocs s'emploient à donner d'eux une image lisse, abstraite et désincarnée, alors voyons tout de suite comment les choses se passent concrètement.

On amène le patient dans une salle spéciale et on le couche.

On lui installe des appareils de mesure de la tension artérielle, des battements du cœur et de l'oxygénation du sang. On enregistre aussi son électroencéphalogramme.

On lui injecte un anesthésique général par voie intraveineuse.

Puis, on lui injecte un poison de type « curare » qui l'immobilise. Tout son corps est paralysé : il ne peut plus battre des paupières, ni même respirer de lui-même.

On lui fourre un gros bâillon dans la bouche.

On lui met un masque et un ballon.

On serre sa tête entre deux électrodes.

Puis, on envoie l'électricité d'une tempe à l'autre du patient : 200 volts, et souvent plus.

Sa mâchoire se crispe.

Sa vessie lâche : il urine sur lui.

Ça ne se voit pas étant donné qu'il est paralysé, mais il est en train de traverser une violente crise d'épilepsie. C'est d'ailleurs cette crise qui est le but officiel de la séance. Les médecins cherchent à empêcher les crises d'épilepsie chez leurs patients tandis que les psychiatres leur en infligent : faut-il en déduire que les psychiatres sont des anti-médecins, et la psychiatrie une anti-médecine ?

Sans la curarisation qui le paralyse, le patient se tordrait dans des convulsions si violentes qu'elles risqueraient de briser ses dents et ses os ; le bâillon dans sa bouche est là pour l'empêcher de se sectionner la langue avec les dents.

Bâillon, électricité, convulsions : même si les personnes qui s'affairent autour du patient portent des blouses blanches, la scène évoque moins un traitement médical par l'électricité qu'à un supplice par l'électricité : aurait-on affaire à une séance de torture déguisée en technique de soin ?

Ce qui est sûr, c'est qu'assister à une séance d'électrochocs est traumatisant :

> « Durant mes études et mes stages de psychiatre, j'ai vu des séances de sismothérapie... Cela m'a profondément choquée. »

Ce que disent les infirmiers qui sont aux premières loges est tout aussi révélateur :

> « Technique de soin, ou séance de torture ? La question ne saurait se poser en ces termes. »

Que les infirmiers eux-mêmes se posent la question en ces termes, pour dire juste après qu'il ne faut pas se poser la question en ces termes, révèle que, pour ceux qui assistent et participent aux séances d'électrochocs, la question se pose en ces termes.

Dans ces conditions, comment s'étonner que les électrochocs abîment ceux qui les subissent ?

Eh oui, comme les antidépresseurs et la psychanalyse, les électrochocs sont un piège à déprimés... Encore un. La grande différence entre les antidépresseurs et la psychanalyse d'une part, et l'électrochoc de l'autre, c'est que les dégâts causés par les premiers sont (dans la plupart des cas) réversibles, tandis que ceux causés par l'électrochoc ne le sont pas. C'est ce caractère irrémédiable qui fait la spécificité des électrochocs.

À retenir
- Les électrochocs électrocutent.
- Une séance d'électrochocs présente plusieurs points communs avec une séance de torture.
- Le labyrinthe psychiatrique comporte de nombreux pièges.

Conseils
▶ Ne vous dites pas que vous n'avez plus rien à perdre. Vous risqueriez de découvrir plus tard, et trop tard, que vous aviez encore beaucoup de choses à perdre.

▶ Regardez bien où vous mettez les pieds.

Traumatisme cérébral

Les partisans des électrochocs qui affirment que les électrochocs « ne provoquent pas de dommages cérébraux » mentent comme des dentistes. Les électrochocs endommagent le cerveau. Un cerveau électrocuté est définitivement abîmé.

Si un jour il y a autopsie, le médecin pourra constater les lésions cérébrales causées par les électrochocs, même si ceux-ci ont été infligés quarante ans plus tôt.

Le témoignage des experts

Ce fait est bien connu des spécialistes.

Le Docteur Peter Sterling, professeur de Neurobiologie de la Faculté de médecine de Pennsylvanie, a écrit un article intitulé « Les dommages causés au cerveau et les pertes de mémoire dues aux électrochocs ».

Le Docteur John Friedberg, neurologue, a lui écrit tout un livre sur le sujet. Son titre : *Les électrochocs sont mauvais pour votre cerveau*. Devant le comité de la santé mentale de l'assemblée de New York, ce courageux docteur a dit :

> « Si vous voulez des lésions cérébrales, il n'y a pas de moyen plus efficace que l'ETC. »

Kart Pribram, directeur du Laboratoire de Neuropsychologie de l'Université de Stanford, confirme :

> « Je préférerais subir une lobotomie mineure plutôt qu'une série de chocs électroconvulsifs. Je sais très bien à quoi ressemble le cerveau après une série de chocs, et ce n'est pas joli à voir. »

Les spécialistes du cerveau sont unanimes : les électrochocs causent des ravages.

Dommages

Que se passe-t-il dans le cerveau juste après un électrochoc ?

L'orage électrique cérébral déclenché dure plusieurs minutes, épuisant les réserves du cerveau en oxygène et en éléments nutritifs.

Le sang afflue en grande quantité dans le cerveau, où la pression sanguine s'élève de 200 %, ce qui provoque l'éclatement de petits vaisseaux sanguins, et parfois de gros. Ces hémorragies cérébrales sont à l'origine de nombreux décès. Et oui, on meurt suite à des électrochocs, et ce n'est même pas rare.

Le choc électrique endommage aussi la protection sanguine du cerveau, le mettant ainsi à la merci de divers composants du sang : protéines, toxines, et diverses petites molécules qui dans des circonstances normales seraient arrêtées par cette protection, mais qui suite au choc la traversent et portent atteinte à l'intégrité du cerveau en altérant sa structure délicate.

Suite à l'élévation de la tension artérielle, aux hémorragies et à la rupture de la barrière de protection sanguine, le cerveau gonfle.

Il y a bien d'autres réactions en chaîne ; je vous passe les détails, peu ragoûtants.

Conséquences ?

Un cerveau ayant subi des électrochocs est blessé, déformé, atrophié, partiellement détruit. On y trouve :
— des œdèmes ;
— les hémorragies cérébrales dont je viens de vous parler ;
— la raréfaction et la destruction d'une partie des tissus ;
— une atrophie du cortex ou des couches externes du cerveau ;
— l'épaississement de certains tissus et l'apparition de cicatrices ;
— une dilatation des espaces qui entourent les vaisseaux sanguins.

Rien de neuf

Vous pensez peut-être qu'on a découvert tout récemment les effets désastreux des électrochocs, grâce aux nouvelles techniques d'imagerie cérébrale ?

Peu de temps après leur invention en 1938, des études d'autopsies menées sur les victimes d'électrochocs prouvaient déjà les dommages que ceux-ci causent au cerveau.

Puis dans les années quarante et cinquante, des recherches ont été menées sur des chiens, des chats et des singes. (Pauvres bêtes.) Elles confirmèrent que les électrochocs, même de faible intensité, causent des dégâts majeurs.

Après une période où ces études ont été soigneusement... oubliées, récemment d'autres études ont vu le jour. Que les sujets d'études soient des animaux ou des êtres humains, les résultats ont toujours été les mêmes : les électrochocs abîment de cerveau, et ce d'une manière irréversible.

À retenir
- Le consensus visant à redorer le blason de l'électrochoc porte des fruits rabougris : de plus en plus de cerveaux atrophiés et grillés. Les cerveaux de ceux qui ont subi des électrochocs sont tout simplement et tout bêtement ratatinés.
- Il suffit d'une séance d'électrochocs pour commencer à faire des quenelles cérébrales.

Des vies brisées

Les conséquences des électrochocs sont plus ou moins les mêmes que celles d'un traumatisme crânien accidentel. Logique : qu'il soit volontaire ou involontaire, fait dans une « bonne » intention ou dans une mauvaise, un choc à la tête a toujours le même genre de conséquences.

Amnésies

100 % des personnes ayant subi des électrochocs perdent une partie de leurs souvenirs.

Ces amnésies sont très souvent irréversibles. Définitives. L'amnésie peut s'étendre jusqu'aux noms des enfants, jusqu'à la vie de couple, jusqu'au conjoint lui-même ! Voici quelques témoignages pris au hasard parmi des centaines :

> « Je parlais couramment cinq langues ; il va falloir que je les réapprenne... si j'en suis encore capable. »

> « Depuis l'ECT, mon premier mari est mort. Nous avons été mariés pendant dix ans et pourtant je n'ai presque aucun souvenir de lui. »

> « J'ai subi l'ECT il y a quatre ans et depuis j'ai des trous de mémoire, y compris à propos de mes enfants, ce qui me désespère. »

> « Il y a de cela vingt ans, j'ai subi trente électrochocs. J'ai une fille, et deux années irremplaçables ont été effacées de ma mémoire : celles où elle avait deux et trois ans. »

> « J'ai perdu définitivement 95 % de mes souvenirs d'avant les électrochocs. De retour au lycée, c'était affreux : je ne me souvenais plus de mes camarades et je ne trouvais plus mes salles de classe. »

« J'ai subi pas mal de séances de sismo et je souffre encore aujourd'hui de leurs effets secondaires. Je ne me souviens plus de certains événements de ma vie, mais seulement les agréables, car les mauvais souvenirs sont toujours là. La sismo n'a eu aucun effet positif sur moi. »

« J'ai une amie qui a été dépressive pendant dix ans, elle a subi plusieurs hospitalisations et quinze électrochocs. Elle n'a pas été guérie de sa dépression, mais par contre elle a perdu une grande partie de sa mémoire. »

« Je ne me souviens plus d'événements que je ne voulais oublier à aucun prix, comme le jour de mon mariage et les personnes qui y étaient présentes. Un ami m'a conduite à l'église où je m'étais mariée, mais cela n'avait plus aucune signification pour moi. »

« J'ai perdu mes souvenirs d'enfance et j'ai souvent l'impression qu'une part vitale de mon existence est morte suite aux électrochocs. Quand ma famille fait référence à des événements passés, je suis envahie par la tristesse et le deuil... je ne peux partager leurs souvenirs. »

« Je suis victime d'une grave amnésie. Des gens viennent à ma rencontre dans les lieux publics ; de toute évidence ils savent très bien qui je suis et me parlent comme si nous étions les meilleurs amis du monde. Ce n'est pas comme si j'avais seulement oublié leur nom ; je n'ai aucun souvenir d'eux, je ne les connais pas. »

« Il y a de cela cinq ans et demi, j'ai vécu l'horreur lorsque je me suis réveillée dans un hôpital après une séance d'ECT, la mémoire vide. Qui est-ce que j'étais ? Où est-ce que j'étais ? Qui était mon mari ? Mes enfants ? Qu'est-ce que j'aimais ? Qu'est-ce que je n'aimais pas ? Quel genre de famille était la mienne ? Quelle était ma place dans cette vie que j'étais censée vivre ? Je ne savais plus rien. »

« Je suis totalement contre les électrochocs et je sais de quoi je parle, en ayant subi moi-même. Maniaco-dépressive, je souffrais d'une très grave dépression. Après divers cocktails en perfusions, il ne restait plus que les électrochocs à tenter. Ce traitement m'a mise dans un tel état que mon mari a pris peur et m'a sortie de l'hôpital contre avis médical. Cela remonte maintenant à quatorze ans. Depuis, je suis très handicapée dans la vie de tous les jours et je souffre de troubles de la mémoire. Sans compter tout ce que j'ai oublié... »

« J'ai subi huit séances de sismothérapie il y a plus d'un an déjà. J'ai vingt-sept ans aujourd'hui. Le gros problème est que depuis, j'ai le cerveau comme une éponge. Gros trous de mémoire. On m'a dit que cela passerait rapidement, mais ce n'est pas le cas. Du coup, je me sens handicapée dans la vie de tous les jours... Il y a même des épisodes de ma vie dont je ne me rappelle plus du tout. Quand mon entourage me raconte des événements du passé, je tombe des nues : je ne me souviens d'absolument rien. J'ai le cerveau bousillé. Ça me fait vraiment peur. Moi qui pouvais retenir des pages entières auparavant... »

« J'ai eu onze séances d'électrochocs et je suis restée hospitalisée neuf semaines. Je ne me souviens presque plus de rien. J'avais quelques souvenirs, une ou deux images de l'enterrement de mon père, je ne savais même plus comment j'avais organisé la garde de ma fille durant mon hospitalisation. Je sais que j'ai reçu des visites à l'hôpital, mais je ne m'en souviens pas. Le médecin a dit que retrouver mes repères m'aiderait à me souvenir ; je suis donc retournée à la maison. L'horreur : je ne reconnaissais rien. Je me suis rendue compte que je ne me souvenais pas de l'année précédant mon hospitalisation, à part quelques images fortes. Par exemple, j'ai trouvé un ticket d'avion pour l'Angleterre, j'étais paraît-il allée voir mon fils qui venait d'être amputé d'un bras. Je ne m'en souvenais pas. Ma mémoire était définitivement atteinte. Non seulement j'étais amnésique concernant l'année précédente, mais je n'arrivais plus à fixer les faits. Ma psychologue m'a fait écrire tout ce que je faisais, pour pouvoir relire le lendemain matin. Ça m'est arrivé de téléphoner à des proches plusieurs fois pour dire exactement la même chose parce que je ne savais plus ce que j'avais fait la veille. Maintenant, un an et demi plus tard, je vais enfin mieux, mais ma mémoire est définitivement altérée. »

Certaines personnes (vraiment très rares) disent pourtant qu'elles n'ont subi aucune perte de mémoire après leurs électrochocs. Elles sont certainement sincères, mais sont-elles lucides ?
Pas sûr.
L'amnésie étant une absence, elle ne se signale pas elle-même. Quand on oublie, on ne le sait pas forcément. Il faut des

circonstances bien précises pour prendre conscience que tel ou tel souvenir nous manque.

Atrophie cognitive

Les électrochocs entraînent aussi un amoindrissement significatif du quotient intellectuel ; cette diminution est souvent d'une trentaine de points. Autrement dit, les électrochocs atrophient les facultés cognitives et altèrent les capacités de raisonnement. Ils abrutissent :

« Cela m'a changée en zombie pendant une année entière. »

« Sans l'ECT, aujourd'hui j'aurais une thèse ou un doctorat. »

« Je ne suis plus ce que j'étais… j'ai perdu une partie de mon intelligence. »

« Je ne peux plus me concentrer ; je ne peux plus me souvenir de mes lectures. »

« Ça a détruit une partie de mon cerveau ; je suis incapable de me débrouiller tout seul. »

« Mon QI était de 120 avant les séances et maintenant, il en est loin. J'ai même du mal à préparer un repas. »

« J'ai perdu beaucoup de mes facultés d'attention, de concentration, sans avancer d'un pouce dans mes problèmes. »

« Ma pensée s'est obscurcie, mon raisonnement s'embrouille, je n'arrive plus à être logique, j'ai perdu ma créativité. »

« J'ai subi l'ECT. Je sais ce que c'est. Inutile de tourner autour du pot : l'ECT peut causer, et cause souvent, des déficits cognitifs. Je ne suis pas la même personne que j'étais avant l'ECT. »

« Après la sismo je ne savais plus rien faire, je ne savais même plus lire ou regarder la télé, plus rien n'avait de sens et je ne comprenais plus vraiment ce que les gens me disaient. Un an et demi plus tard, je vais enfin mieux, mais mes capacités mentales ne sont plus les mêmes - des tests médicaux poussés l'ont prouvé. »

« Je ne sais plus coudre et je ne peux plus me concentrer sur quoi que ce soit. J'ai du mal à penser. Je crois que j'ai des lésions permanentes au cerveau à cause de l'ECT et que je ne pourrai jamais être une personne aussi intelligente que je l'étais avant le traitement par électrochocs. »

« Je ne suis plus capable de me souvenir de quoi que ce soit. Je lis et une minute après, j'ai oublié. Je ne peux pas suivre des instructions écrites, mon esprit s'embrouille. L'autre jour je devais remplir un formulaire pour obtenir des tickets d'alimentation. Je n'y arrivais pas. J'ai commencé à pleurer... C'était quelque chose de si simple et de si banal, et je n'étais pas capable de le faire. »

Après avoir lu tous ces témoignages, vous avez peut-être l'impression que les électrochocs sont un désastre après lequel l'électrocuté est condamné à végéter à un niveau cognitif inférieur...

Ce n'est pas faux.

Mais même en cas de dommage cérébral, il y a toujours quelque chose à faire pour améliorer son sort. Les rescapés des électrochocs sont souvent exemplaires par la ténacité dont ils font preuve pour se hisser au-dessus du niveau où les électrochocs les ont fait descendre.

Isolement

Conséquence de tout ce qui précède : les électrocutés perdent leurs proches, leurs amis. Soit ils s'isolent volontairement, soit ils se retrouvent isolés par la force des choses :

« Je suis devenue un légume. Je ne vois plus que mes voisines et un ami. »

« J'ai peur des rencontres, peur de faire face aux gens ; je vis comme un ermite. »

« L'ECT a détruit ma vie ! Socialement, je suis devenu stupide et inadapté, alors je reste isolé autant que possible pour ne pas me couvrir de honte. »

Parfois, leur conjoint et leurs enfants s'éloignent aussi :

« Les électrochocs n'ont pas seulement détruit ma vie, ils ont aussi failli détruire ma famille et mon mariage. »

Chômage et pauvreté

Quand on perd une bonne partie de sa mémoire et de son intelligence, on perd aussi très souvent son travail.

Les électrocutés n'ont pas toujours les moyens intellectuels de conserver leur emploi. Petit à petit, ils sombrent dans le chômage. Leur déchéance sociale se poursuit, lente mais irrésistible : après le chômage vient la pauvreté. Après la pauvreté, la précarité.

« Quand j'ai la chance de trouver du travail, en général ça ne dure pas longtemps. »

« Je ne travaille pas. Je fais des listes pour essayer de me rappeler de ce que je dois faire. »

« J'ai 50 ans et je suis en invalidité depuis que j'ai quarante-quatre ans. Mon salaire ne suffit pas à me faire vivre : pour la première fois depuis que j'ai dix-sept ans, j'ai du demander de l'argent à ma mère ! »

« J'ai subi des ECT il y a quatre ans. Je n'ai pas pu reprendre mon travail à cause des trous de mémoire, car ils auraient pu avoir des conséquences graves sur les gens dont je m'occupais (j'étais dans le médical). »

« J'étais jeune, environ vingt ans, et j'ai dû faire face à une déception amoureuse. J'étais malheureuse. J'ai atterri chez un psychiatre. C'était horrible : tous les matins on venait me chercher pour la séance d'électrochocs. Cela a duré des semaines. Inutile de vous dire que quand je suis sortie au bout de plusieurs mois, j'étais vidée. J'ai eu un mal fou à retrouver une activité salariée. »

« Je suis un scientifique et je souffre d'un trouble bipolaire. Très dépressif, j'ai subi environ soixante séances d'électrochocs. Cela m'a soulagé d'une grande partie de ma dépression, mais j'ai perdu le travail de mes rêves et à cause de mes amnésies, je ne peux pas passer de nouveaux concours. »

« J'ai eu une vingtaine de séances d'ECT. Depuis, je n'ai toujours pas retrouvé la mémoire rétrograde (tous mes souvenirs anciens). J'ai des problèmes de concentration, d'orientation et même des problèmes de mémoire récente. J'ai peur que cela ne revienne pas ; peur d'avoir perdu des capacités intellectuelles. Je n'arrive plus à me concentrer pour lire. J'en ai parlé à mon psychiatre qui me dit que cinq mois plus tard il est étonnant que les choses ne se soient pas améliorées. Rien de bien rassurant... J'ai peur de ne jamais pouvoir retravailler. »

Ceux qui exerçaient un métier intellectuel doivent y renoncer :

« Sans l'ECT, j'enseignerais encore. Les médecins électrocuteurs m'ont volé ce qui, dans la vie, me procurait le plus de satisfaction. J'avais toujours rêvé d'être enseignant : c'était mon idéal... J'ai été viré et j'ai perdu poste après poste à cause des conséquences directes ou indirectes de l'ECT. Je survis avec une petite pension d'invalidité. »

Combien, comme cet homme, ont eu le cœur brisé de ne plus pouvoir enseigner, écrire, etc. ?

Désespoir

Les pertes de mémoire, la destruction des capacités mentales, l'isolement, le chômage et la pauvreté conduisent bien souvent au désespoir. Ernest Hemingway ne voulut pas survivre à son talent d'écrivain, détruit par les électrochocs : il se suicida. Il n'est pas le seul à avoir mis fin à ses jours à cause des électrochocs, ou à avoir pensé à le faire :

« Cinq mois après l'ECT, j'ai tenté de me suicider. »

« Les électrochocs ont conduit mon frère à se suicider — il avait vingt ans. »

« J'ai subi l'ECT il y a 4 ans. Ma dépression est revenue très vite après les séances – en partie parce que j'étais démolie par les électrochocs que j'avais subis. »

« Je fais partie de ces nombreuses personnes qui ont subi des électrochocs dans l'espoir de soulager une dépression sévère. Résultat du traitement : aggravation de la dépression et tentative de suicide. »

« Les effets à long terme de l'ECT sur moi ont été si handicapants que maintenant, plus que jamais, je veux mourir ! Avant les électrochocs j'avais des idées suicidaires de temps en temps, mais depuis, mes idées suicidaires se sont intensifiées au point que chaque minute ou presque, je pense à mourir. Les effets dits secondaires sont si dévastateurs que cette thérapie pousse au suicide ! »

Des effets que l'on qualifie de « secondaires » mais qui sont d'une gravité extrême et une « thérapie » qui pousse au suicide : les mots peuvent être trompeurs...

Âmes en péril

Dans bien des cas, les électrochocs entraînent aussi une destruction de la personnalité profonde, une sorte de perte spirituelle :

« J'ai perdu mon âme. »

« J'ai perdu mon identité. »

« Je suis une coquille vide. »

« Ça m'a changée en épave. »

« Il me manque des morceaux. »

« J'ai perdu une partie de moi que je ne pourrai jamais récupérer. »

Les témoignages de ceux qui ont rencontré des victimes d'électrochocs vont dans le même sens :

« Ayant été hospitalisé cette année dans une clinique qui pratiquait les sismos, j'ai pu parler à des patients et voir leur état après les

> séances... J'étais terrifié... Ils avaient l'air de zombies et se lamentaient de souffrir d'absences et d'un sentiment de vide. »

> « J'ai une amie de classe (qui d'ailleurs était plutôt bonne élève) qui s'est farci trois électrochocs par semaine pendant plusieurs semaines. Elle en est ressortie complètement shootée, le sourire aux lèvres, un sourire de zombie qui glaçait les sangs. »

Le psychiatre Ronald David Laing (1927-1989) a noté :

> « De tout temps, les docteurs ont tué leurs patients en leur appliquant leurs traitements, et se sont ainsi enrichis. Mais dans la psychiatrie, c'est l'âme qui meurt. »

En disant cela il pensait probablement aux électrochocs, qui abîment l'esprit autant que le corps.

Il faut cependant nuancer ce dernier point. Certains rescapés des électrochocs ont prouvé qu'ils ont gardé toute leur force morale. Ils se sont battus pour faire connaître la vérité sur les électrochocs avec un héroïsme qui n'a pas été récompensé à leur juste valeur, mais qui témoigne de leur force d'âme. Même amoindri par la torture ou meurtri par des électrochocs, l'être humain reste libre de ses choix ; c'est ce qui fait sa grandeur.

Mort prématurée

Évoquons enfin de la plus définitive de toutes les conséquences. Les électrochocs provoquent une détérioration cérébrale qui parfois tue :

> « Se trouvant dans une période de mal-être, mon compagnon a rendu visite à son psy et a accepté une hospitalisation. Le psy nous a proposé Sainte-Anne. Nous ne voulions surtout pas cet endroit, mais il nous a vanté les changements dans cet établissement. Nous avons fini par accepter. Lorsque les portes se sont refermées, nous avons compris que nous étions pris au piège. Pendant deux semaines nous avons subi un système d'abus de pouvoir terrifiant dans des conditions inhumaines. Au bout de deux semaines d'attente, on a proposé une série d'électrochocs que mon compagnon a refusée pour différentes raisons, parmi lesquelles son âge (80 ans). On nous a répondu que nous avions de fausses idées sur ce traitement qui, paraît-il, remplace les produits

chimiques... Pour s'en sortir, il fallait au moins faire une séance. C'était la période des fêtes et je n'ai trouvé aucune aide extérieure. Deux heures après cette séance, sans surveillance, mon compagnon mourait. »

Le taux de décès causés par les électrochocs est incertain. D'après certaines sources, il serait d'environ 1 sur 200. Selon une étude de 1993, le taux de décès serait de plus de 25 % parmi les personnes âgées, l'année suivant leurs traitements par électrochocs (il est de moins de 4 % chez ceux qui n'ont pas subi ce traitement).

Bilan

Voici, en résumé, ce que disent des électrochocs celles et ceux qui y ont survécu : que c'est la pire décision qu'ils aient prise dans leur vie, mais qu'on ne les avait pas prévenus des effets réels ; qu'ils avaient besoin d'aide et d'amour, pas qu'on leur saccage le cerveau d'une manière barbare ; qu'ils ont reçu un gros coup de poing dans la cervelle ; qu'on leur a menti, qu'on les a trompés et trahis ; que c'est une décision qu'ils regretteront toute leur vie ; que c'est horrible de faire subir ça à quelqu'un ; que ça devrait être interdit ; que ceux qui infligent des électrochocs devraient être obligés d'en subir ; que c'est humiliant et dangereux ; que ce n'est pas un traitement médical ni un soin, mais de la torture.

Choquant, oui.

Des personnes vulnérables et désorientées se tournent vers la psychiatrie pour lui demander de l'aide, l'aide qu'elle est censée leur donner et qu'elle leur a promise. La psychiatrie les saisit, les broie entre ses mâchoires d'acier et finalement les rejette, brisés.

C'est une trahison de la pire espèce, et on ne peut même pas identifier un responsable... Il y en a mille, car c'est tout le système qui est pervers.

À retenir
- Les électrochocs anéantissent les plus précieux souvenirs.
- Ils auraient changé Einstein en crétin des Alpes.
- Ils mènent à l'isolement à la pauvreté.
- Ils abîment l'âme.
- Ils tuent.
- Les rescapés en parlent comme d'une forme de torture particulièrement barbare.

Conseil
▶ Avant de commencer n'importe quel traitement, lisez les témoignages de ceux qui sont passés par là avant vous.

Lecture recommandée
☐ *Les étonnants pouvoirs de transformation du cerveau : Guérir grâce à la neuroplasticité* de **Norman Doidge**. Si vous avez été victime d'électrochocs, cette lecture vous redonnera espoir.

Électrocutés et contents ?

Aussi stupéfiant que cela puisse paraître compte tenu de tout ce que nous venons de découvrir sur les électrochocs, un petit nombre de rescapés sont satisfaits du traitement qu'ils ont reçu.
En tout cas, c'est ce qu'ils disent.
Voici deux témoignages de ce genre :

> « Après presque dix ans de traitements psychiatriques pour mon trouble bipolaire, traitements qui ont épuisé toutes les ressources de la psychiatrie et n'ont eu aucun effet bénéfique, je me suis finalement tourné vers l'ECT. Je me suis retrouvé : pour la première fois depuis dix ans, je me suis senti en contrôle et motivé. Les effets sur ma mémoire sont négligeables comparés aux effets secondaires des médicaments, qui interféraient avec ma mémoire de toute façon. »

> « Suite à un épisode dépressif majeur, médicaments et autres prescriptions n'ont pas réussi à me sortir de cet état. Étant hospitalisé, j'en suis venu à la sismothérapie, une dizaine de séances en tout. Je ne m'en souviens pas ; ce sont d'anciens patients qui m'ont raconté. Apparemment je me demandais ce que je faisais à l'hôpital. Ça m'a sorti de mon épisode dépressif et maintenant, deux ans après, je ne regrette pas. Il est vrai que j'ai quelques trous de mémoire de temps en temps, mais ça m'a sauvé la vie, et ça ne m'empêche pas de m'épanouir. Ça m'a permis de repartir sur la bonne voie. »

Quand on confronte ces rares, très rares, témoignages positifs avec le raz-de-marée des témoignages négatifs sur les électrochocs, on éprouve une certaine perplexité, et même une perplexité certaine. Comment ces individus-là peuvent-elles être satisfaits de ce qui a détruit la vie de tant d'autres personnes ?
Les électrochocs abîment le cerveau : comment expliquer qu'ils soient aussi, dans certains cas rarissimes, efficaces contre la dépression ?

Euphorie post-traumatique

La réponse à cette question a de quoi surprendre. Les électrochocs ont une certaine efficacité contre la dépression *précisément parce qu'ils abîment le cerveau.* Oui, vous avez bien lu. L'euphorie est souvent présente dans le syndrome frontal post-traumatique. Autrement dit, une joie débordante est l'une des conséquences possibles et probables d'un choc à la tête.

C'est pourquoi la victime d'électrochocs se sent parfois euphorique et exaltée. Elle interprète cet état comme une amélioration, mais son entourage est souvent effrayé et consterné par cette gaieté étrange, révélatrice d'une personnalité amoindrie et d'une conscience vacillante :

> « Après cette séance d'électrochocs, ma famille vint me rendre visite. J'étais si heureuse, si excitée ! J'avais acheté quatre cadeaux pour les enfants. Mon fils aîné (âgé de 13 ans) est arrivé avec son père. Quand il m'a vue, il a eu un temps d'arrêt, puis il est entré dans la chambre et m'a embrassée. J'ai sorti les cadeaux et je lui ai dit de prendre le sien et de donner les autres aux petits. Il en a choisi un, puis il a dit qu'il descendait à la salle d'attente pour quelques minutes. Pendant plusieurs années je n'ai pas su qu'il était descendu pour pleurer, en serrant contre lui le jouet en plastique bon marché que je lui avais offert et qui aurait mieux convenu pour un enfant de cinq ou six ans. Terrifié comme jamais, il a pleuré pour moi. Lors de la visite précédente, j'avais été léthargique, les yeux vides ; cette fois-ci je semblais heureuse, mais je ne me rappelais pas qu'il était déjà venu me voir et j'agissais comme s'il avait cinq ou six ans. Après ça, mes enfants avaient l'air triste ou perturbé, et je ne comprenais pas. Je me sentais si bien, pourquoi est-ce qu'ils ne pouvaient pas être heureux ? Puis je suis redescendue de mon petit nuage. Mes problèmes étaient toujours là et maintenant mes enfants souffraient, je ne pouvais plus me souvenir des choses, etc. »

Ce bien-être-là est éphémère. Quelques jours, au maximum quelques semaines — quatre semaines, pour être précis. Parmi les témoignages positifs écrits sur les électrochocs, beaucoup ont été écrits pendant ce court laps de temps. On le sait parce que l'auteur du témoignage précise par exemple qu'ils a reçu un traitement par électrochocs « il y a deux semaines ». Dans les cas de ce genre, l'euphorie post-traumatique dure encore.

Quatre explications

Mais cette euphorie n'explique pas les témoignages élogieux écrits beaucoup plus tard... Comment les concilier avec tous les constats amers qu'on a lus sur les électrochocs ? Comment penser simultanément les uns les autres ?

Plusieurs explications sont envisageables.

Punition

D'après les psychiatres Peter R. Breggin et E. Miller, parmi les rares témoignages positifs sur les électrochocs certains s'expliqueraient par l'allègement d'un fort sentiment de culpabilité. Les patients qui se détestent sentent qu'ils ont enfin reçu un châtiment à la mesure de leurs fautes plus ou moins imaginaires : l'électrochoc est une punition suffisamment sévère pour qu'ils se sentent libérés de leur culpabilité.

Pour ma part, je ne crois pas beaucoup à cette explication, mais peut-être qu'elle est vraie malgré tout.

Nouveau départ ?

Deuxième hypothèse : de la même manière qu'un accident grave est parfois l'occasion d'un changement de vie, il se pourrait que dans certains cas rarissimes, les électrochocs soient l'occasion d'un nouveau départ, l'euphorie post-traumatique débouchant sur un changement d'humeur durable.

Par chance, il y a des manières infiniment plus efficaces et respectueuses de son intégrité physique et mentale de tourner la page. Vous les découvrirez dans la suite de ce livre, et particulièrement dans sa dernière partie.

Anosognosie

La troisième explication possible, qui est d'ailleurs compatible avec la précédente, c'est que la victime d'électrochocs souffre d'anosognosie.

Enfin, souffre ce n'est pas le mot, puisqu'elle ne souffre pas, justement...

L'anosognosie est la méconnaissance par l'individu de sa maladie ou de son état. Elle est considérée comme un trouble neuropsychologique. Le cerveau est parfois si sérieusement abîmé que la victime n'a plus conscience des facultés qu'elle possédait auparavant. En d'autres termes, elle n'est plus assez intelligente pour s'apercevoir qu'elle l'est moins. En perdant une partie de ses facultés intellectuelles, elle a perdu les points de repère qui lui permettraient de s'en rendre compte.

Dans ce cas, la victime des électrochocs se sent bien dans sa peau, mais ce n'est plus vraiment la sienne : elle n'est plus la personne qu'elle était avant. Elle a troqué sa capacité à comprendre des situations complexes et à prendre des décisions réfléchies contre une insouciance joviale et des sentiments superficiels.

Cet état est comparable à l'euphorie post-traumatique, mais il est définitif.

Raisonnement contrefactuel

Y a-t-il encore une autre manière d'expliquer les témoignages positifs sur les électrochocs ?

Oui.

Une troisième hypothèse est que le rescapé des électrochocs tient un raisonnement contrefactuel : il compare ce qui fut avec ce qui aurait pu être. Plus précisément, il compare ce qui fut avec *le pire* qui aurait pu être.

Tout dépend en effet du contexte que l'on imagine, de la perspective dans laquelle on se situe. Si on compare les effets des électrochocs avec ceux d'une thérapie douce (par exemple l'hypnose), les ravages qu'ils causent paraissent graves et inacceptables, mais si on compare les électrochocs avec l'éventualité d'un suicide, les dégâts qu'ils induisent paraissent un prix raisonnable à payer pour échapper à la mort.

La victime des électrochocs se déclare satisfait de son traitement quand elle met en balance l'hypothèse de son suicide avec les inconvénients induits par les chocs dont elle a été victime, inconvénients qui, du coup, lui paraissent négligeables.

Et dans une certaine mesure, ce raisonnement est valable – mais il fait l'impasse sur un point essentiel dont nous allons parler maintenant.

Les pompiers pyromanes

Pourquoi certains survivants pensent-ils que, s'ils n'avaient pas subi d'électrochocs, ils auraient mis fin à leurs jours ?

Parce qu'à l'époque, ils étaient gravement déprimés, mais aussi parce qu'à l'époque, ils étaient convaincus qu'ils étaient arrivés au bout de leurs ressources, qu'ils avaient épuisé toutes leurs options et qu'il ne leur restait plus aucun espoir – si ce n'est les électrochocs...

Mais *pourquoi* voyaient-ils les choses ainsi ?

Parce que les docteurs et les psychiatres qu'ils avaient consultés les leur avaient présentées de cette manière. En parlant de la dépression comme d'une maladie grave et chronique et des traitements psychiatriques comme la *seule* manière de soigner efficacement cette maladie, les psychiatres électrocuteurs acculent les déprimés sur qui les antidépresseurs n'ont pas d'effet dans une impasse.

Dans ce cul-de-sac, il ne leur reste plus que deux possibilités : les électrochocs ou le désespoir...

Même si la situation est très différente, on peut la rapprocher de ce que vivent les femmes qui accouchent par césarienne à cause d'une souffrance fœtale qui a été induite par le protocole hospitalier. Elles aussi doivent faire face à deux possibilités dont aucune n'est satisfaisante : perdre leur enfant ou subir une éventration chirurgicale. Après l'opération, certaines sont pleines de reconnaissance pour l'équipe médicale. Elles sont persuadées que la césarienne a sauvé la vie de leur bébé...

Et ce n'est pas faux.

Mais ce qu'elles ne voient pas, c'est que la souffrance fœtale qui a rendu la césarienne nécessaire a été causée par leur immobilisation sur le dos, par les multiples touchers vaginaux qu'on leur a imposés, par le monitoring en continu du cœur du bébé, par le déclenchement artificiel de l'accouchement et par la péridurale.

De même, ce qui accule les déprimés à choisir entre suicide et électrochocs, c'est bien souvent la psychiatrie qui est sensée les sauver. Avec ses diagnostics accablants, ses antidépresseurs pathogènes, son discours négatif et alarmiste sur toutes les méthodes alternatives (« Attention aux sectes ! Attention aux arnaques ! »), c'est elle, la psychiatrie, qui les a réduits à ce choix cornélien.

En un sens, les psychiatres électrocuteurs sont comparables à des pompiers pyromanes qui frottent une allumette à l'abri des regards puis, quand on réclame de l'aide à cor et à cri, arrivent avec leur matériel dernier cri pour éteindre l'incendie qu'ils ont allumé eux-mêmes.

Ceux qui pensent que les électrochocs leur ont sauvé la vie ne se rendent pas compte que cette même psychiatrie qui leur a permis d'échapper au suicide les a enfermés dans un affreux dilemme : renoncer à tout espoir de guérison, ou se soumettre à des séances de torture électrique.

À retenir
- Les chocs au cerveau induisent souvent une euphorie post-traumatique. Le « bonheur » éphémère suscité dans certains cas par les électrochocs est une euphorie de ce genre.
- Parce que les électrochocs endommagent le cerveau, leurs victimes ne sont pas toujours capables de prendre conscience qu'elles ont été amoindri par cette « thérapie ».

● La gratitude est un noble sentiment, mais les pompiers incendiaires et les médecins électrocuteurs n'en méritent pas.

Contrainte, consentement et choix

Comment les électrocuteurs parviennent-ils à leurs fins ?

Car ce n'est pas comme s'ils essayaient de persuader leurs patients de goûter à de la charlotte aux fraises ou de monter sur des patins à roulettes... Comment font-ils pour trouver des victimes à coucher sur leur table de torture ?

Y a-t-il vraiment des volontaires pour l'électrocution, le traumatisme cérébral et l'atrophie cognitive ?

Par la force

Sans surprise compte tenu de leur manque d'attrait, les électrochocs sont bien souvent imposés aux patients par la contrainte. Par la force bête et méchante. L'individu qualifié de « malade mental » n'en veut pas, ce qui prouve qu'il n'a pas perdu toute sa raison, et on les lui fait subir quand même.

Brutalement.

Impitoyablement.

Avec une indifférence ou un sadisme qui veulent passer pour leurs contraires.

À ce sujet, le psychiatre et électrocuteur Jean Thullier raconte ses souvenirs avec un naturel désarçonnant :

> « Si le malade n'est pas coopérant, comme c'est souvent le cas lors de la première séance [...] il faudra se battre ; les électrodes glissent, une partie du courant diffuse et la crise rate ; on recommence mais il faut augmenter le voltage et le temps de passage, comme si une résistance s'était installée. La reprise respiratoire est alors plus lente à se manifester... »

Depuis l'arrivée de l'anesthésie, la violence est plus feutrée mais elle reste de mise : aujourd'hui comme hier des électrochocs sont imposés à des gens qui les refusent. On peut s'étonner qu'au pays des droits de l'Homme une telle atteinte aux droits de l'Homme soit légale, mais c'est ainsi. La loi a de ces contradictions.

Évidemment, les tortionnaires ont une réponse toute prête : les électrochocs sont intrinsèquement bénéfiques et eux, les spécialistes, savent mieux que leurs patients ce qui est bon pour eux... Bref, c'*est pour leur bien* !

Sauf que ça ne marche pas comme ça.

On ne fait pas le bonheur des gens malgré eux. Ce qu'on fait malgré eux, c'est toujours leur avilissement et leur malheur. Quand une « thérapie » n'est pas choisie mais imposée elle cesse d'être une solution pour devenir un problème supplémentaire et un facteur pathogène : toute atteinte portée à la liberté et à la dignité d'une personne est une lourde taxe grevant sa santé mentale. Soigner les gens contre leur gré, ce n'est pas les soigner.

C'est les violer.

La seule différence entre un rapport amoureux et un viol, c'est que les *deux* personnes qui participent au premier le font par choix... le respect du libre arbitre de l'autre trace la limite entre thérapie et torture comme elle le fait entre amour et violence.

Il est d'ailleurs étonnant que les psychiatres, qui sont censés connaître tous les recoins de l'âme humaine, n'aient pas conscience de cette évidence. Mais peut-être que cet aveuglement est inévitable. Depuis que le monde est monde, l'usage de la force paraît légitime à ceux qui l'exercent... De l'agneau, le loup trouve toujours mille et une excellentes raisons de faire un méchoui.

Par le harcèlement

Dans d'autres cas, le patient consent aux électrochocs. Mais que vaut ce consentement, quand le psychiatre le lui arrache par l'intimidation ou une insistance à la limite du harcèlement ?

> « Mon psychiatre a essayé une myriade de traitements et de médicaments combinés de diverses manières, mais ça n'a eu aucun effet d'aucune sorte. Je ne voulais pas subir d'électrochocs, car j'avais vu leurs effets sur mon père, qui avait été "soigné" de cette manière dans les années soixante. Cela faisait dix-huit mois que

j'étais suivi par mon psychiatre, et il était frustré de constater que je ne faisais aucun progrès notable. Au final, il passa beaucoup de temps avec moi pour me faire changer d'avis et me convaincre de subir des électrochocs. J'étais désespéré, suicidaire : je n'ai pas eu la force de m'opposer plus longtemps à lui. »

Insister de cette manière auprès de quelqu'un qui est au bout du rouleau, c'est vraiment immoral.

Et ce n'est pas moins contre-productif que le recours à la force. Du moins si le but est d'aider, ce dont il est permis de douter.

Une étude a montré qu'un sourire, même artificiel, a des effets positifs sur l'humeur. Mais, et c'est ce point qui est le plus intéressant, il n'y a aucun effet positif si la personne sourit parce qu'elle n'a pas le choix, en raison d'une pression extérieure.

Les actions qu'on s'impose à soi-même parce qu'on en a décidé ainsi ont de bien meilleures conséquences que celles auxquelles on se sent forcé par quelqu'un d'autre. Un patient qui cède à contrecœur à la volonté de son psychiatre perd beaucoup et ne gagne rien.

Par le mensonge

Pour qu'un patient choisisse en toute liberté les électrochocs, il faudrait qu'il soit renseigné sur tous ses effets ainsi que sur toutes les thérapies alternatives... ce n'est *jamais* le cas.

La fiche d'information donnée aux patients est bourrée d'approximations, de sophismes, d'euphémismes et de mensonges. Elle donne l'illusion que l'ECT est un traitement peu intrusif et très efficace dont il serait idiot de se priver, tout en occultant ses conséquences réelles sur le cerveau, l'intelligence et la mémoire :

> « On ne m'avait pas dit qu'il pouvait y avoir des pertes définitives de mémoire. »

> « Je ne peux plus me concentrer ; je ne peux plus me souvenir de mes lectures. Personne ne m'avait prévenue de ce risque-là. »

> « Si c'était à refaire, je ne le referais pas. Mon médecin a minimisé

les risques, de sorte que j'ai été une victime consentante de ce traitement. »

« Quand on m'a demandé de consentir à cette procédure, on m'a dit qu'il pourrait y avoir une petite perte de mémoire, mais que mes souvenirs reviendraient au bout de deux semaines. J'ai signé le papier et j'ai accepté le traitement. La suite a montré qu'on m'avait menti. »

« Lorsqu'on m'a prescrit l'ECT pour la première fois, on m'a posé un dépliant sur les genoux… C'est toute l'information à laquelle j'ai eu droit. On m'a prévenu que des pertes de mémoire étaient possibles, mais on ne m'a pas dit que j'oublierais tous mes souvenirs d'enfance. »

« Je n'ai jamais été prévenue que l'ECT pouvait entraîner des pertes de mémoire significatives. On a glissé sur le sujet en évoquant des "petits trous de mémoire concernant la période du traitement". Si j'avais su que c'était une possibilité, j'aurais probablement pris une autre décision. »

« Les pertes de mémoire sont à peine mentionnées sur le papier qu'ils nous font signer. De plus, les docteurs profitent du fait que nous sommes au fond du trou pour nous persuader d'accepter leur traitement. Ils abusent de la situation en frappant des hommes à terre. Et puis quand on est en pleine dépression, il est difficile de prendre une décision de cette importance en toute connaissance de cause. »

Que vaut l'accord du patient, quand toutes les informations qu'on lui donne sont biaisées, tronquées ou carrément fausses ? Son consentement mal éclairé n'a aucune valeur : on le lui a extorqué.

Les électrocuteurs sont de grands menteurs. L'abus de confiance est leur gagne-pain. S'il y avait des Jeux olympiques de la trahison, ils gagneraient la médaille d'argent ou d'or.

À retenir
- Quand les électrochocs ne leur sont pas imposés par la

force, les patients les acceptent sous le coup de l'intimidation et d'informations incomplètes et mensongères.

Conseils

▶ Quand on vous propose un traitement, quel qu'il soit, ne vous renseignez pas seulement auprès de ceux qui vous le proposent : il est probable qu'ils en minimisent les inconvénients.

▶ Ne vous laissez jamais intimider au point de faire ce que vous ne voulez pas faire.

Propagande

Faisons maintenant un petit bilan des mensonges, demi-vérités, sophismes et phrases trompeuses mis en avant par les électrocuteurs pour appâter la friture.
> *Rien ne remplace les électrochocs.*

Mais si : un bon coup de marteau sur la tête !
> *Les électrochocs sont efficaces dans plus de 80 % des cas.*

Peut-être, et encore ça reste à prouver, mais pour combien de temps ?

Passées quatre semaines, ce pourcentage chute vertigineusement.
> *En cas de dépression chez la femme enceinte, rien ne remplace les électrochocs.*

Dans une perspective eugéniste, certainement... La *Revue du praticien gynécologie et obstétrique* de mai 2008 fait en effet état, lors de l'utilisation d'électrochocs, d'anomalies du RCF (rythme cardiaque fœtal), de métrorragies (saignement génital), de contractions utérines, de fausses couches, d'accouchements prématurés, et dans un cas de lésions cérébrales chez le bébé.

Puisqu'on vous dit qu'ils sont irremplaçables...
> *Les électrochocs ont fait l'objet d'une conférence de consensus.*

Quand des fabricants de machines à électrochocs et des électrocuteurs se rassemblent, l'harmonie règne entre eux : pour les uns comme les autres, les cerveaux des patients constituent un marché juteux – l suffit de presser.

Un consensus de ce genre ne constitue une preuve de rien.
> *Les électrochocs ont une mauvaise image à cause de Mai 68, de* Vol au-dessus d'un nid de coucou *et de l'antipsychiatrie, mais la réalité n'a rien à voir avec la fiction.*

Primo, *Vol au-dessus d'un nid de coucou* n'a rien d'un film de science-fiction. À la fin des années cinquante, le romancier Ken Kesey (1935-2001) a été embauché comme aide de nuit dans un hôpital psychiatrique. Ce travail lui a permis de discuter avec les patients et d'écouter leurs témoignages. Son roman *Vol au-dessus d'un nid de coucou*, dont est tiré le film, lui a été inspiré par cette expérience vécue. La réalité a donc bien quelque chose à voir avec la fiction, puisque la fiction a elle-même quelque chose à voir avec la réalité.

À vrai dire, la réalité dépasse même la fiction, puisque l'image des électrochocs donnée dans *Vol au-dessus d'un nid de coucou* est édulcorée : du film on retire l'idée que les électrochocs sont une punition douloureuse, mais qu'ils laissent la personnalité intacte, ce qui, on l'a vu, est loin d'être le cas.

Secundo, si la psychiatrie n'a pas que des amis, ce n'est pas en raison d'une idéologie aujourd'hui périmée, mais parce que des victimes de la psychiatrie et des psychiatres humains se sont mobilisés pour dénoncer le caractère inhumain, destructeur et cruel des « traitements » psychiatriques.

Ce n'est donc ni à cause de Mai 68, ni à cause de *Vol au-dessus d'un nid de coucou* ou de l'antipsychiatrie que les électrochocs ont une mauvaise image.

Mais alors, pourquoi ?

Les électrochocs ont une mauvaise image parce qu'ils ont une mauvaise réalité. Tout simplement. C'est un peu comme les requins mangeurs d'hommes : leur aileron, leur gueule patibulaire et leurs dents pointues leur confèrent une image peu rassurante qui est parfait accord avec leur goût pour la chair humaine. Les apparences ne sont pas toujours trompeuses.

➢ *Nous ne sommes plus au temps d'un Nid de coucou !*

C'est littéralement vrai, mais en ce qui concerne les électrochocs, il n'y a pas eu de changement vers le mieux. En effet l'introduction de l'anesthésie et de la curarisation ont élevé le seuil épileptique : il faut plus d'électricité pour déclencher une crise. La décharge électrique étant beaucoup plus puissante, les électrochocs actuels font plus de ravages que ceux des années soixante.

➢ *Les électrochocs donnent des résultats extrêmement spectaculaires.*

Ça aussi, c'est littéralement vrai. La métamorphose d'une personne suicidaire et émotionnellement instable en zombi souriant ayant oublié jusqu'au nom de ses enfants est en effet spectaculaire. Mais quel spectacle !

➢ *La traumatologie a disparu depuis l'avènement de l'anesthésie sous curare.*

Que signifie cette phrase délibérément ambiguë ? Que « l'étude et le traitement des traumatismes, des blessures » (c'est la définition de *traumatologie*) a disparu depuis l'anesthésie sous curare. Autrement dit, on ne cherche plus à savoir quels sont les traumatismes et blessures que les patients et leurs cerveaux subissent... En quoi est-ce une bonne nouvelle ?

➢ *Les troubles mnésiques sont réduits par l'arrivée des « courants carrés » et non plus ondulatoires et éventuellement le placement unilatéral des électrodes.*

Les courants carrés sont tout aussi destructeurs que les courants ondulatoires et le placement unilatéral des électrodes (qui de toute façon ne se pratique quasiment jamais) n'a pas pour effet de diminuer les troubles de la mémoire, juste de les rendre plus difficiles à évaluer.

➢ *Les trous de mémoire s'estompent en quelques jours.*

Ce n'est pas ce que disent les victimes.

➢ *Les chocs électriques ne provoquent pas de dommages cérébraux : cela a été confirmé par les différentes techniques d'imagerie cérébrale.*

Les différentes techniques d'imagerie cérébrale ont prouvé au contraire que les électrochocs provoquent toujours des dommages cérébraux.

➢ *On ne sait toujours pas comment ça marche !*

Si, si, on sait très bien – mais on ne veut pas le dire, car si les patients le savaient, ils n'accepteraient plus de se faire griller la cervelle.

➢ *La décharge stimule les neurones et favorise la mise en place de nouvelles connexions.*

Et les baffes en pleine poire, elles rendent la peau plus satinée ?

> **À retenir**
> • Les électrocuteurs ne reculent devant aucun mensonge et aucun à-peu-près pour promouvoir leurs chocs prétendument thérapeutiques.
>
> **Conseil**
> ▶ Écoutez les spécialistes, mais écoutez aussi et surtout votre bon sens : il vous éclairera sur la valeur des traitements qu'ils vous proposent. Vous êtes la personne qui récoltera les conséquences et paiera les pots cassés si des pots sont cassés ou si des cafetières sont fêlées, alors soyez aussi celle qui se fie à ses propres facultés mentales pour juger souverainement... Autrement dit, faites en sorte que votre choix soit vraiment le vôtre.

Aucun amour

Aucun heureux propriétaire d'un chien ne penserait à appliquer l'ECT à son fidèle ami à quatre pattes. Si votre épagneul avait le poil terne, les yeux las, et semblait en proie à une mélancolie profonde, vous n'auriez pas l'idée de lui électrocuter la truffe pour lui remonter le moral, même sous anesthésie.

Pourquoi cette idée ne vous effleure-t-elle même pas ?

Parce que vous l'aimez.

Si les psychiatres (et les infirmiers psychiatriques) avaient autant de tendresse pour leurs patients que vous pour votre chien, ils n'auraient même pas l'idée de le faire subir des électrochocs. Ça ne leur traverserait pas l'esprit.

Années cinquante

Dans un article paru en janvier 1956 dans le *Journal of Nervous and Mental Diseases*, deux psychiatres connus, David Abse et John Ewing, ont étudié les motivations des psychiatres pratiquant les électrochocs.

Selon Abse et Ewing, il y a souvent quelque chose de hargneux dans les propos de ces psychiatres. L'un d'eux parlait des électrochocs comme d'une « fessée mentale », l'autre disait d'une patiente qu'elle était « trop gentille pour qu'on lui fasse des électrochocs »…

Ces petites remarques en disent long sur la mentalité des psychiatres électrocuteurs des années cinquante.

Mais, me direz-vous, depuis les années 50, de l'eau a coulé sous les ponts... La mentalité des électrocuteurs a changé... N'est-ce pas ?

Hum.

Années soixante

Voici maintenant un témoignage sur les électrochocs dans les années soixante :

> « En 1962, suite à une grave dépression, j'ai été hospitalisée et alimentée par intraveineuses. J'étais inconsciente, alitée en sous-sol, seule. Je me suis réveillée très affaiblie. Je ne le savais pas, mais derrière mon lit se trouvait une prise de courant. J'ai vu deux infirmiers à l'air sadique brancher un appareil et me mettre une bourre de coton dans la bouche. L'électrochoc a vrillé mon cerveau à la manière d'une scie partant de la nuque et montant en cercles concentriques jusqu'à un point central du cerveau, et j'ai perdu à nouveau connaissance. »

Ces infirmiers avaient l'air sadique... Avaient-ils seulement l'air ?

Il est permis d'en douter.

Mais, me direz-vous, depuis les années 60, beaucoup de choses ont changé... Les chignons des sixties ont laissé place aux tignasses hippies, qui ont laissé place aux bouclettes permanentées, qui ont laissé place aux brosses gluantes de gel, qui ont laissé place à... Les idées qui s'agitaient sous toutes ces chevelures ont dû évoluer, elles aussi... La mentalité des psychiatres n'a pas pu rester la même, n'est-ce pas ?

Hum.

Années quatre-vingt

Dans les années quatre-vingt, Gary Aden, qui fut le fondateur et le premier président d'une association promouvant les électrochocs – *International Psychiatric Association for the Advancement of Electrotherapy* – a été accusé d'avoir eu des rapports sexuels avec six de ses patientes en profitant de leur fragilité psychologique, de les avoir battues et d'avoir marqué au fer rouge deux d'entre elles de ses initiales. Les électrochocs qu'il leur imposait effaçaient opportunément les souvenirs de ses violences.

Ce comportement dénote au strict minimum (vraiment le

plus strict) un singulier manque d'empathie à l'égard de ces femmes, ses patientes.

Mais, me direz-vous, vues d'ici les années 80, c'est le Moyen Âge !

La société évolue de plus en plus vite, nous emportant tous dans un tourbillon de changements toujours plus révolutionnaires... Comment la mentalité des électrocuteurs aurait-elle pu résister à cette force centrifuge ?

Elle a forcément changé, elle aussi...

Hum.

Années quatre-vingt-dix

Dans les années quatre-vingt-dix, pour être précis en 1998, un psychiatre partisan des électrochocs, Patrick Delbrouck, fit paraître un article intitulé : « ECT : plus c'est long, plus c'est bon ? » dans un numéro de la revue Dépression.

Plus c'est long, plus c'est bon... Est-ce que c'est moi qui ai les idées mal placées, ou est-ce qu'il y a quelque chose de graveleux dans ce titre accrocheur ? Dans le corps de l'article, l'auteur prétend démontrer que de longues séances d'ECT sont bénéfiques aux patient-e-s, mais la manière dont il a formulé son titre révèle autre chose. Qui comparerait des séances d'électrocution à un rapport sexuel, si ce n'est quelqu'un que celles-ci émoustillent ?

Mais, me direz-vous, les années 90 c'est terminé... Avez-vous une preuve plus récente ?

Sans date

Hélas, non... Juste le témoignage suivant, qui est sans date, tiré du livre *Pour en finir avec la psychiatrie : Des patients témoignent* (2008).

> « Au bout de huit jours, le docteur C. qui suivait Salomé durant son séjour étant absent, un interne emmène Salomé dans une salle sombre et lui fait signer un papier dont elle ignore le contenu, étant narcosée par les médicaments. Elle a juste entendu : « On ne

va pas faire venir le mari pour si peu ». L'interne l'entraîne en la tirant par la main, mais elle résiste, pressentant que ça allait être grave pour sa santé. Elle subit alors le même type de méchanceté que ce qu'elle avait bien connu dans son enfance marquée par la maltraitance : on l'engueule, on la fait asseoir de force dans un fauteuil près d'un appareil avec plein de boutons et de manettes, on lui dit d'être sage, on lui met plein d'électrodes sur la tête avec des fils, il y a des lanières au fauteuil. Elle prend peur, commence à pleurer, on veut l'attacher, mais elle s'y oppose fermement, crie, hurle de douleur, car elle sent du courant électrique entrer dans son cerveau, elle se débat pour échapper à son tortionnaire qui, ayant peur que les cris s'entendent dans le couloir, baisse l'intensité, puis l'augmente plusieurs fois jusqu'à ce que Salomé, n'y tenant plus, veut partir, s'enfuir. Alors là, le tortionnaire arrête tout. »

Pourquoi cet interne a-t-il électrocuté Salomé en douce ? (En douce, si on peut dire.) Pourquoi lui a-t-il infligé des électrochocs sans l'aval de ses supérieurs, au risque de se faire surprendre et d'encourir une sanction ?

Qu'avait-il à gagner dans cette histoire ?
Rien.
Rien, si ce n'est du plaisir. Le plaisir sadique de faire souffrir une femme sans défense. À moins que vous n'ayez une autre explication ?

Moi je n'en voit pas d'autre.

Ce qu'il faut pour aider ses semblables

Les gens qui aident leurs semblables n'ont pas toujours des diplômes de psychologie ou de médecine. Mais ce qu'ils ont toujours, c'est de l'empathie. L'ingrédient essentiel et primordial pour venir en aide à quelqu'un, c'est la volonté de le faire, et cette volonté se fonde sur une forme d'amour (au sens large). Entre *aider* et *aimer*, il n'y a qu'une lettre de différence.

Et tout comme un soupçon d'empathie suffit pour rendre n'importe quelle personne apte à tendre une main secourable, un soupçon de sadisme suffit pour rendre n'importe quelle personne inapte à aider ses semblables, même si cette personne a un diplôme qui garantit – théoriquement – ses compétences de thérapeutes.

> **À retenir**
> • Les électrocuteurs n'ont aucun amour à offrir à leurs patients.
> • Certains éprouvent un plaisir sadique à appuyer sur le bouton.
>
> **Conseil**
> ▶ Tournez-vous vers les personnes qui ont de la sympathie pour vous quand vous cherchez de l'aide. Ce sont elles qui vous en donneront, même si elles n'ont aucun titre garantissant leurs compétences.

Rédemption

Sadisme à part, voici la liste des motifs qui peuvent les déterminer un psychiatre à appuyer sur le bouton de la machine à électrochocs :

– Il veut calmer un patient agité ou dompter un patient insoumis ;

– Il veut dissimuler son impuissance : quand il n'arrive à rien avec son patient, il lui reste toujours cette ultime « thérapie » à proposer – et tant pis pour le principe d'Hippocrate (« Premièrement, ne pas nuire »). Le Dr Henri Grivois, psychiatre à l'Hotel-Dieu à Paris, le souligne : « Certains ont l'électrochoc facile et le prescrivent quand ils ne savent pas quoi faire. »

– Ou encore, comme beaucoup de tire-au-flanc sur cette terre, le psychiatre en question veut gagner un maximum d'argent avec un minimum d'efforts. Car les électrochocs sont extrêmement rentables pour ceux qui les infligent. En France, l'hôpital facture plus de 300 euros par électrochoc ; aux États-Unis, entre 1000 et 2500 dollars. Tout ça juste pour appuyer sur un bouton – et détruire la vie de quelqu'un, en commençant par son cerveau.

Tristes motifs.

Pour finir et pour nous aérer un peu, tournons-nous vers ceux qui se sont repentis d'avoir torturé leurs patients.

Peter R. Breggin

Peter R. Breggin, psychiatre, raconte :

« Je n'ai pas osé risquer ma carrière naissante en refusant d'administrer des électrochocs lors de mes stages hospitaliers. J'ai passé plus de dix ans à regretter cette lâcheté. »

Par la suite il s'est racheté, puisqu'il est devenu l'un des adversaires les plus actifs des électrochocs. Non seulement il a écrit un livre dénonçant leurs effets (*L'électrochoc : ses effets invalidants sur le cerveau*), mais il a témoigné à mainte reprise dans des procès, mettant en avant les dégâts irréparables qu'ils causent.

Michael Chavin

Disons aussi deux mots du Docteur Michael Chavin, Directeur d'Anesthésiologie dans un hôpital en Amérique, qui, pendant sept ans, pratiqua deux mille anesthésies sur des patients à électrocuter.

En 1992, Michael Chavin décida finalement d'arrêter :

> « J'ai finalement pris conscience que prendre part à cette procédure était une violation absolue du serment d'Hippocrate de ne pas nuire... il s'agit d'un barbarisme médical sous couvert de soins médicaux. »

Les électrocuteurs endurcis soutiennent que les électrochocs sont une thérapie qui passe pour une torture ; ils n'ont ni foi ni loi. Ceux qui comme Michael Chavin ont confessé leurs fautes disent que c'est une torture qui passe pour une thérapie. Les victimes confirment.

Ronald D. Laing

Ronald D. Laing (1927-1989) est un psychiatre écossais atypique qui s'est peu à peu éloigné de la psychiatrie telle qu'elle se pratiquait à son époque pour aller vers une approche plus humaine des maladies mentales. (Traiter humainement les problèmes humains : quoi de plus logique ?)

Dans son autobiographie intellectuelle, *Sagesse, déraison et folie : la fabrication d'un psychiatre*, il raconte les différentes étapes de son cheminement :

> « Jeune psychiatre des hôpitaux généraux et psychiatriques, j'ai exercé dans des salles fermées à clef, prescrit médicaments, tranquillisants, cellules capitonnées et camisoles de force,

électrochocs, comas à l'insuline, et j'en passe. Les lobotomies me mettaient mal à l'aise, mais je ne savais pas très bien pourquoi. Tous ces traitements intervenaient d'ordinaire contre la volonté de leurs destinataires. J'allais et venais en blouse blanche, le stéthoscope, le marteau à réflexes et l'ophtalmoscope dépassant de mes poches, comme n'importe quel médecin. [...] Extérieurement, cela ressemblait au reste de la médecine, et pourtant c'était différent. J'étais perplexe, mal à l'aise. Presque aucun de mes collègues psychiatres ne semblait, en revanche, perplexe ou mal à l'aise. Cela me rendait encore plus perplexe et mal à l'aise. »

Jeune psychiatre, Ronald D. Laing souffrait donc d'infliger des « traitements » destructeurs à ses patients, et souffrait aussi de constater qu'il était le seul psychiatre que ça dérangeait. Les autres lobotomisaient et électrocutaient comme d'autres repiquent des poireaux. On peut siffloter gaiement quand on jardine, mais quand on ampute le cerveau de quelqu'un qui n'est pas d'accord ?

En pire, Ronald se trouvait dans la même situation inconfortable que quelqu'un qui est turlupiné par des questions existentielles, quand il constate qu'autour de lui, tout le monde vit dans la plus parfaite insouciance, sans avoir de réponse à ses questions et sans même se les poser. Ce quelqu'un est forcément en proie au doute : est-ce que c'est lui qui a tort de se « prendre la tête » sur les raisons de sa présence sur terre et sur le sens de la vie, ou est-ce que ce sont les autres, tous les autres, à qui il manque une case ?

Petit à petit, Ronald D. Laing prit conscience de quelque chose de très important :

« Après deux ans d'exercice comme psychiatre clinicien, j'ai fini par comprendre que je n'aimerais pas recevoir le même traitement que mes propres patients. »

On peut trouver que pour arriver à une évidence de ce genre, deux ans, c'est long, mais mieux vaut tard que jamais. Laing découvrit aussi que la psychiatrie participe aux problèmes qu'elle a pour mission de soigner :

« Notre façon d'examiner un patient pour élucider les signes et les symptômes de son état mental est une bonne manière de le rendre fou, ou encore plus fou. »

Mais Ronald D. Laing manquait trop de confiance en son jugement pour croire qu'il avait raison contre tous ses collègues. Au lieu de conclure sans autre forme de procès que les traitements psychiatriques sont plus nuisibles qu'utiles, il se mit à nourrir des doutes sur sa propre santé mentale :

> « Je savais ce que, en bon psychiatre, je devais conclure de l'état mental de mon patient s'il me disait que mon traitement le détruisait. Pourtant, j'étais d'accord avec lui. Étaient-ce les premiers symptômes bizarres d'une psychose paranoïaque ? [...] Ma formation m'amenait à diagnostiquer en moi une schizophrénie. »

Le fait qu'il partage le point de vue de ses patients ne signifiait-il pas qu'il était lui aussi victime d'un trouble mental ? N'était-ce pas le signe qu'il était du mauvais côté de la frontière ?

La question le hantait.

Aussi longtemps que la crainte d'être fou ou de le devenir le tint, Ronald D. Laing continua à jouer son rôle stéréotypé de psychiatre et à pratiquer des électrochocs. Et puis, un jour, il trouva je ne sais où le courage d'obéir à sa conscience :

> « La perte d'un esprit de solidarité humaine, de camaraderie et de communion affecte les gens de diverses manières. Certains ne semblent jamais en souffrir. D'autres ne peuvent s'en passer. Ce n'était pas facile de réprimer ce sentiment quand j'appuyais sur le bouton pour administrer un électrochoc à quelqu'un. Je n'avais pas l'impression de faire ce que j'aurais attendu de lui s'il avait été à ma place. J'ai donc arrêté d'appuyer sur le bouton. »

Par la suite, Ronald D. Laing créa des lieux d'accueils (le plus connu est Kingsley Hall) pour des patients schizophrènes. Là, ni électrochoc, ni camisole de force. Laing devint ainsi une des figures phares de ce qu'on a appelé « l'antipsychiatrie ».

Changer de voie

On peut se sentir soulagé de constater que les êtres humains ne sont pas comme les trains : quand ils quittent leurs rails, ce n'est pas toujours une catastrophe... Parfois même, comme pour Peter R. Breggin, Michael Chavin ou Ronald D. Laing, c'est tout le contraire d'une catastrophe.

Comment se fait-il que ces trois-là aient changé de route, quand tant d'autres restent fidèles à la torture « thérapeutique » qui leur remplit les poches ?

Peut-être parce qu'ils faisaient le mal par ignorance plus que par choix... quand ils ont ouvert les yeux sur la nature de leur activité, ils ont dit « stop ». Ou peut-être parce qu'ils n'ont jamais complètement oublié le bon vieux précepte : « Ne fais pas à autrui ce que tu ne voudrais pas qu'on te fasse ». Cette petite flamme de compassion et de logique, cette étincelle d'humanité qu'ils ont su préserver leur a permis de changer de voie quand ils en ont trouvé la force.

En tout état de cause, il y a quelque chose de réconfortant à penser que tous les psychiatres ne sont pas taillés dans la même étoffe et que, parmi ceux qui font le mal, certains le regrettent et arrêtent.

Deux histoires de rédemption

À propos de repentir, et même ça n'a plus rien à voir avec les électrochocs, je voudrais vous raconter une histoires.

En la lisant vous prendrez conscience que même si votre passé pèse dix tonnes, vous êtes libre de votre avenir : la rédemption n'est pas plus éloignée du coupable que le lacet de ses chaussures. C'est une légende très ancienne ; si vous êtes athée, tirez-en profit en faisant abstraction de sa dimension naïvement religieuse.

L'homme aux cent meurtres

Il était une fois un homme qui avait tué quatre-vingt-dix-neuf personnes et qui voulait tourner la page. Il en avait assez d'être un assassin, assez d'être un criminel ; il voulait commencer un nouveau chapitre et retrouver son innocence. Il voulait être pardonné.

L'homme aux quatre-vingt-dix-neuf meurtres alla trouver

l'homme qui avait la réputation d'être le plus grand sage de la terre, et lui expliqua sa situation : est-ce qu'il lui restait quelque possibilité de changer de voie ?

« Pour les regrets, c'est trop tard, lui rétorqua le sage. Enfin, voyons : après quatre-vingt-dix-neuf meurtres ! Et puis quoi encore ?! Ne rêvez pas ! »

L'homme aux quatre-vingt-dix-neuf meurtres fut violemment contrarié par cette réponse désespérante. Malgré sa soif de rédemption, il compléta à cent le nombre de ses victimes en tuant le grand sage.

Rongé par l'amertume et le remords, l'assassin se rendit alors chez le numéro deux de la sagesse : l'homme qui avait la réputation d'être juste un tout petit peu moins sage que celui qu'il venait de tuer. Il lui avoua qu'il avait tué cent personnes : avait-il encore quelque possibilité de se repentir ? ...

Le deuxième sage répondit : « Oui, tout à fait. Va dans tel pays : là, les gens font le bien. Et ne retourne plus jamais dans ton pays natal... C'est pour toi une terre malsaine. »

L'homme aux cent meurtres se mit donc en marche vers le pays où l'attendait une nouvelle vie. Il était plein d'espoir, et marchait d'un bon pas. Il était décidé à faire ce qu'il faut – décidé à ne plus jamais revenir dans son pays natal et à ne plus jamais retomber dans sa mauvaise habitude – qui consistait, vous l'avez compris, à tuer les gens.

Mais il était écrit qu'il n'atteindrait jamais le pays vers lequel il se dirigeait, car lorsqu'il fut à la moitié du chemin, il trébucha et tomba tête la première sur un gros rocher pointu qui mit fin à ses jours.

Fin de l'histoire ?

Pas du tout.

Son destin sur cette terre était réglé, mais il n'en allait pas de même de son destin post mortem.

Destin éminemment problématique.

Quand les anges de Miséricorde arrivèrent sur les lieux, les anges de l'Enfer étaient déjà sur place pour embarquer leur client. Une querelle s'ensuivit. Les anges de Miséricorde plaidèrent :

« Allez, laissez-le-nous… Il est venu plein de repentir, désirant de tout son cœur que Dieu lui pardonne… »

« Hors de question ! répliquèrent avec véhémence les anges de l'Enfer. Il mérite de rôtir ! Non seulement il n'a jamais fait aucun bien, mais il a assassiné cent personnes ! »

Chaque camp restait sur sa position ; la situation était bloquée.

C'est alors qu'un ange de Justice vint comme arbitre. Il leur dit : « Mesurez la distance qui le sépare de la terre du Mal et celle qui le sépare de la terre du Bien. Destinez-le ensuite à celle dont il est le plus proche ».

Les anges mesurèrent et trouvèrent qu'il était un tout petit plus près (d'un demi-centimètre à peine) de la terre qu'il voulait rejoindre... Ce furent donc les anges de Miséricorde qui emportèrent son âme au Paradis.

À retenir

- Un jour ou l'autre, les médecins et psychiatres qui ont un bon fonds (c'est-à-dire de l'humanité ou un minimum de principes) renoncent aux électrochocs.
- On peut toujours changer. La route qui mène du mal au bien n'est jamais barrée.
- La terre que l'on décide de rejoindre compte plus que celle l'on quitte. Ce n'est pas le pays dont nous venons ni le passé qui nous a façonnés qui déterminent notre futur, mais la direction qu'aujourd'hui, nous choisissons de prendre. Il n'est jamais trop tard pour devenir ce qu'on aurait pu être.

Un aveu à vous faire...

J'ai un aveu à vous faire.

Ce livre que vous venez de lire ne mérite pas à 100% son titre de "livre" car il s'intègre harmonieusement en tant que partie à un livre beaucoup plus gros, vraiment beaucoup, beaucoup plus gros, MENTALPAX.

MENTALPAX est un puissant antidépresseur naturel, un antidépresseur efficace contre le suicide, la dépression, l'anxiété, la tristesse, et les diverses "maladies mentales" inventées par la psychiatrie.

Si vous avez été interessé ce livre-ci, vous le serez bien plus encore par MENTALPAX, que vous trouverez sous forme de livre broché sur amazon, et sous forme de ebook un peu partout : amazon, kobo, googleplay...

J'espère que vous lirez MENTALPAX, et aussi que vous mettrez un commentaire, sur amazon ou ailleurs, à ce livre-ci, *Torture ou thérapie*. Les avis (positifs) que les lecteurs écrivent publiquement sur les sites sont très précieux et importants pour l'auteur comme pour l'éditeur.

À bientôt dans un prochain livre,
Votre amie,

Lucia Canovi

Catalogue
des éditions lucia-canovi.com
Liberté • Vérité • Clarté

Des mots qui aident, guident, réconfortent, encouragent, éclairent, élèvent ou libèrent

Nos livres sont disponibles aux formats pdf, .mobi et epub.
et nos programmes audios, au format mp3
Si vous voulez un de nos livres sous forme brochée (en vrai livre papier), vous pouvez passer commande en nous écrivant à
contact@lucia-canovi.com

Programmes audios.

http://programmezvotresubconscient.fr/100-confiance-en-soi

Écoutez tous les jours *100 % confiance en soi,* et au bout de 30 jours, vous aurez une inébranlable confiance en vous-même.

http://programmezvotresubconscient.fr/enfin-calme

Écoutez tous les jours *Enfin Calme* pour garder votre calme en toutes circonstances.

http://programmezvotresubconscient.fr/enfin-heureux

Écoutez tous les jours *Enfin Heureux* pour être heureux quoi qu'il arrive.

http://enfin-bilingue.fr/

Écoutez tous les jours *Enfin Bilingue* pour apprendre l'anglais avec rapidité, facilité et plaisir.

http://enfin-bilingue.fr/arabe

Écoutez tous les jours *Enfin Bilingue en arabe* pour apprendre l'arabe avec rapidité, facilité et plaisir.

Parentalité

Parents heureux, enfants joyeux ! Proverbes et citations motivantes pour familles aimantes, de Anna Fonseca

Histoire

La révolution française : une conspiration ?, d'Augustin Barruel

Études/Art d'écrire
7 secrets pour réussir brillamment ses études sans le moindre stress !, de Lucia Canovi.
Écrire une scène d'action en s'inspirant d'un grand romancier, de Lucia Canovi

Psychanalyse
Freud tueur en série : vrais meurtres et théorie erronée, d'Eric Miller
Secrets et dangers de la psychanalyse : Freud n'est pas votre ami, de Lucia Canovi

Science
La terre ne bouge pas, de Gustave Plaisant
La terre est immobile : preuve que la terre ne tourne ni autour de son axe, ni autour du soleil, Carl Schoepffer

Féminisme et sexisme
Sept mensonges du féminisme, de Lucia Canovi
Sept mensonges du sexisme, de Lucia Canovi

Religion/spiritualité
Eckhart Tolle et l'idiocratie : découvrez la doctrine et les effets d'un grand maître spirituel, de Lucia Canovi
L'Islam au-delà des apparences, de Lucia Canovi
Pourquoi j'ai embrassé l'Islam, d'Anselme Turmeda

Essais/Actualité
Réfléchissez ! Racisme, antisémitisme, quenelle et autres sujets sensibles, de Lucia Canovi
Conversations avec l'ennemi de Dieu : le mal au XXIe siècle, de Lucia Canovi
Le Lait du Mensonge : Fragments d'une parole sincère, de Lucia Canovi
Êtes-vous Charlie ?, de Lucia Canovi
Le piroptimisme : faut-il soigner le mal par le mal ?, de Lucia Canovi

Roman
Un baron en caravane, de Elisabeth Von Arnim
Amour et mensonges sous le ciel d'Italie, de Jean Webster
Horace, de George Sand
Les dames vertes, de George Sand
Nanon, de George Sand
Cecilia, de Fanny Burney (12 volumes)

Développement personnel/Psychologie
Marre de la vie ? Tuez la dépression avant qu'elle ne vous tue !, de Lucia Canovi
Le trésor : découvrez la méthode la plus simple de vous faire des alliés et de réaliser vos rêves, de Lucia Canovi
La clé du bonheur : 365 offirmations* pour surmonter dépression, découragement, déprime et être heureux en toutes circonstances [Ce n'est PAS une faute d'orthographe], de Lucia Canovi
La Clé du Calme : 365 offirmations* pour triompher de l'anxiété, du stress, de la colère et trouver la sérénité [Ce n'est PAS une faute d'orthographe], de Lucia Canovi
La Clé de la Richesse : 365 offirmations* à se poser pour s'enrichir malgré la crise [Ce n'est PAS une faute d'orthographe], de Lucia Canovi
Le petit livre de la paix intérieure : Proverbes anti-stress et citations calmantes, de Lucia Canovi
Le petit livre qui fortifie : Proverbes réconfortants et citations motivantes, de Lucia Canovi
Aller mal quand tout va bien : La dépression dédramatisée, de Lucia Canovi
La dépression est-elle une vraie maladie ? 9 idées fausses sur la tristesse et le mal-être, de Lucia Canovi
Et si la dépression avait un sens ?, de Lucia Canovi
Les vraies causes de la dépression, de Lucia Canovi
Libérez-vous de l'alcool et de la cigarette : Comprendre le joug pour le briser, de Lucia Canovi
Vivez jusqu'au bout ! Suicide, mode de non-emploi, de Lucia Canovi

Vous n'êtes pas fou ! Les maladies mentales démystifiées, de Lucia Canovi

Antidépresseurs, mensonges et conséquences, de Lucia Canovi

Torture ou thérapie ? La vérité sur les électrochocs, de Lucia Canovi

Enfin heureux ! Cinq thérapies gratuites et efficaces pour retrouver le sourire, de Lucia Canovi

La dépression sans nom, de Lucia Canovi

OrdiZen : La méthode de rangement qui permet de savoir exactement où est quoi dans son ordinateur... et de le retrouver rapidement !, de Lucia Canovi

À propos de Lucia Canovi

Lucia Canovi est auteur, éditeur et iconoclaste. Sa vie comporte trois actes très différents.

Premier Acte : Adeline Aragon gagne six prix littéraires, réussit ses études de lettres modernes et obtient du premier coup l'agrégation, concours réputé pour sa difficulté. Après ces brillantes études, désorientée, elle se tourne vers l'enseignement moins par choix que par impossibilité de changer en gagne-pain l'écriture, sa vocation de toujours. Pendant ce premier acte, elle est athée, cartésienne et militante féministe (Voir son livre *Sept mensonges du féminisme*).

Deuxième Acte : profondément insatisfaite de sa vie même si elle a « tout », à 27 ans elle se lance dans l'astrologie, le tarot et le russe, se teint les cheveux en rouge vif, quitte sa Toulouse natale pour Paris, et troque son rationalisme contre un mysticisme échevelé qui la mène à l'hôpital psychiatrique pour deux semaines. Loin de lui apporter le bonheur, cette route tortueuse se révèle de moins en moins carrossable. Pendant ce second acte, elle fume, boit, construit des châteaux en Espagne (voir son livre *Libérez-vous de l'alcool et de la cigarette : comprendre le joug pour le briser*), continue à écrire sans convaincre aucun éditeur de son génie, et adopte toutes les croyances du Nouvel Âge, dont la réincarnation. Elle est alors une disciple enthousiaste d'Eckhart Tolle (Voir son livre *Eckhart Tolle et l'idiocratie : doctrine et effets d'un « grand maître spirituel »*).

Troisième Acte : arrivée au bout de ses ressources financières, sans ami et sans amour, pour la première fois de sa vie elle se tourne vers Dieu pour Lui demander Son aide. Une semaine après, elle rencontre l'homme de sa vie qui lui propose immédiatement le mariage et l'Islam. Le coup de foudre étant réciproque, elle accepte le mariage. Quelques mois et d'innombrables lectures plus tard, dont *Le Mensonge de l'évolution* d'Harun Yayha, pour son plus grand bonheur elle se convertit à l'Islam.

Encouragée par son mari, elle se remet à l'écriture sous le nom de plume de Lucia Canovi avec un enthousiasme renouvelé et un but bien précis : aider les personnes qui souffrent comme elle a souffert. Son grand livre ***Mentalpax : antidépresseur naturel sous forme de livre préconisé dans le traitement de l'anxiété, des idées noires, de la dépression et des autres diagnostics*** (publié dans une première version sous le titre *Marre de la vie ?)* est le fruit de huit années de recherches ; les lecteurs l'adorent.

Par la suite, elle écrit sur toutes sortes de sujets, avec un intérêt particulier pour la logique, le développement personnel (voir en particulier son livre ***Le trésor : découvrez la méthode la plus simple de vous faire des alliés et de réaliser vos rêves***), la religion (voir son livre ***L'Islam au-delà des apparences***) et le mal sous toutes ses formes (voir son livre ***Conversations avec l'ennemi de Dieu : le mal au XXIe siècle***).

En 2015, prenant conscience qu'il ne sert à rien d'attendre l'éditeur charmant, Lucia Canovi se décide à créer sa propre maison d'édition par internet, **lucia-canovi.com,** ce qui lui donne l'opportunité de publier ***Freud tueur en série : vrais meurtres et théorie erronée***, chef-d'oeuvre d'investigation où Eric Miller prouve par A+B que Freud a sauvagement assassiné son neveu John, ainsi que quelques-uns de ses amis et quelques unes de ses patientes.

Iconoclaste, Lucia Canovi prend un plaisir subversif à mettre en pièces les mensonges les mieux établis, démolissant en priorité les impostures qui, en raison de leur ancienneté ou de leur succès quasi universel, semblent infiniment plus vénérables que les vérités ridiculisées qu'elles prétendent remplaccr.

Aujourd'hui, Lucia Canovi vit tranquillement en Algérie avec son mari et ses deux enfants, et s'emploie à offrir le meilleur à ses lecteurs de plus en plus nombreux. Ses livres sont traduits en anglais, espagnol, allemand, italien, portugais, japonais, russe et néerlandais. Vous pouvez lui écrire à lucia@lucia-canovi.com.

Quittez les chemins battus !

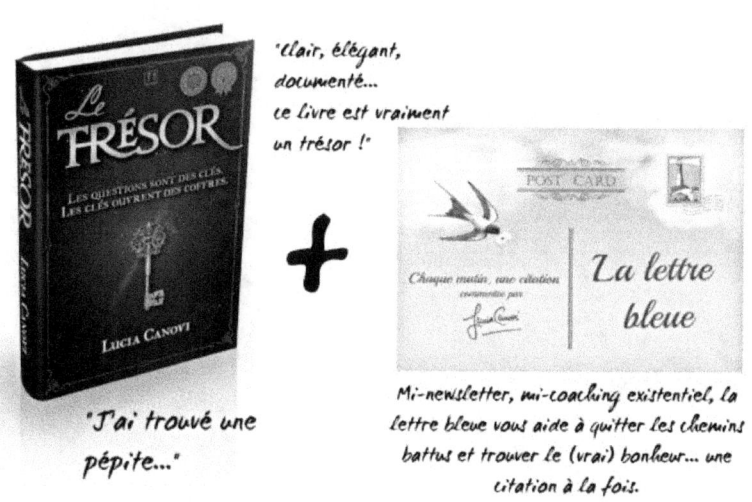

Vous voulez quitter l'autoroute où tout le monde s'entasse pour trouver le (vrai) bonheur ?

Inscrivez-vous gratuitement à la lettre bleue. La lettre bleue, c'est une goutte de sagesse, de courage et d'anticonformisme tous les matins, sous la forme d'une citation commentée. Inscrivez-vous maintenant, et récupérez du même coup les 20 premières pages du *Trésor*.

C'est ici : http://lucia-canovi.com

Table des matières

Avant-Propos..5
- Pourquoi pas ?..7
  - Évolution..7
  - De nouveaux noms..8
  - Un discours séduisant..9
  - Tentation...10
- Un piège...12
  - Électrocution..12
  - Technique de soin, ou séance de torture ?....................12
- Traumatisme cérébral..15
  - Le témoignage des experts..15
  - Dommages...16
  - Rien de neuf...17
- Des vies brisées...18
  - Amnésies...18
  - Atrophie cognitive...21
  - Isolement...22
  - Chômage et pauvreté..23
  - Désespoir...24
  - Âmes en péril...25
  - Mort prématurée...26
  - Bilan...27
- Électrocutés et contents ?..29
  - Euphorie post-traumatique..30
  - Quatre explications..31
    - Punition...31
    - Nouveau départ ?..31
    - Anosognosie...32
    - Raisonnement contrefactuel....................................32
  - Les pompiers pyromanes..33
- Contrainte, consentement et choix................................36
  - Par la force..36
  - Par le harcèlement...37
  - Par le mensonge...38
- Propagande...41
- Aucun amour...45

    Années cinquante..45
    Années soixante..46
    Années quatre-vingt..46
    Années quatre-vingt-dix...47
    Sans date..47
    Ce qu'il faut pour aider ses semblables...........................48
  Rédemption...50
    Peter R. Breggin..50
    Michael Chavin...51
    Ronald D. Laing..51
    Changer de voie..53
    Deux histoires de rédemption..54
        L'homme aux cent meurtres...54
Un aveu à vous faire..57
Catalogue des éditions lucia-canovi.com..59
À propos de Lucia Canovi..63
Quittez les chemins battus !..65

www.ingramcontent.com/pod-product-compliance
Lightning Source LLC
Chambersburg PA
CBHW060420190526
45169CB00002B/981